Javier Darío Fernández Ledesma

El imaginario de la revolución latinoamericana

Javier Darío Fernández Ledesma

El imaginario de la revolución latinoamericana

Editorial Redactum

Impressum / Imprint
Bibliografische Information der Deutschen Nationalbibliothek: Die Deutsche Nationalbibliothek verzeichnet diese Publikation in der Deutschen Nationalbibliografie; detaillierte bibliografische Daten sind im Internet über http://dnb.d-nb.de abrufbar.
Alle in diesem Buch genannten Marken und Produktnamen unterliegen warenzeichen-, marken- oder patentrechtlichem Schutz bzw. sind Warenzeichen oder eingetragene Warenzeichen der jeweiligen Inhaber. Die Wiedergabe von Marken, Produktnamen, Gebrauchsnamen, Handelsnamen, Warenbezeichnungen u.s.w. in diesem Werk berechtigt auch ohne besondere Kennzeichnung nicht zu der Annahme, dass solche Namen im Sinne der Warenzeichen- und Markenschutzgesetzgebung als frei zu betrachten wären und daher von jedermann benutzt werden dürften.

Bibliographic information published by the Deutsche Nationalbibliothek: The Deutsche Nationalbibliothek lists this publication in the Deutsche Nationalbibliografie; detailed bibliographic data are available in the Internet at http://dnb.d-nb.de.
Any brand names and product names mentioned in this book are subject to trademark, brand or patent protection and are trademarks or registered trademarks of their respective holders. The use of brand names, product names, common names, trade names, product descriptions etc. even without a particular marking in this works is in no way to be construed to mean that such names may be regarded as unrestricted in respect of trademark and brand protection legislation and could thus be used by anyone.

Coverbild / Cover image: www.ingimage.com

Verlag / Publisher:
Éditions universitaires européennes
ist ein Imprint der / is a trademark of
OmniScriptum GmbH & Co. KG
Heinrich-Böcking-Str. 6-8, 66121 Saarbrücken, Deutschland / Germany
Email: info@editions-ue.com

Herstellung: siehe letzte Seite /
Printed at: see last page
ISBN: 978-3-639-65020-4

EL IMAGINARIO DE LA REVOLUCION LATINOAMERICA EN LA VIDA Y OBRA DE ERNESTO "CHE" GUEVARA

Javier Darío Fernández Ledesma

Dedicatoria

A toda Latinoamérica unida.

A sus hombres y mujeres.

A sus pueblos y sus luchas

Contenido

1. DEL TANGO AL FUSIL: EL POETA ERES TÚ

(Relato de una sombra que ha quedado rezagada en tu recuerdo)

"Los seres humanos son demasiado importantes para ser tratados como simples síntomas del pasado". Lytton Strachey

A tu querida presencia

El pequeño Larousse, edición del 81, dice en cuatro pírricos renglones: "Guevara (Ernesto, llamado Che), político y médico Argentino (1.928-1.967), colaborador de Fidel Castro en la Revolución Cubana, M. en Bolivia en la lucha de guerrillas."

Pero que va a saber definirte el pequeño Larousse y sus editores parisinos, que no ven más allá de los estándares del costo/beneficio en sus ventas mundiales. Si sos llamado Che pero no simple e inocuamente, porque el pueblo Latinoamericano (o al menos los que quedamos de él) te sentimos y te vivenciamos como una verdad inquebrantable, como un sueño insuperable, como una aventura desmedida, como una esperanza sin final, y no sos simplemente Che, porque sos la llama esperanzadora en medio de la oscura cotidianidad del hambre y la miseria, tampoco sos Argentino, ni Cubano, sos de la tierra libre o al menos de la que lucha por serlo, de cada pueblo que desdeña de las cadenas esclavistas de la explotación, de cada hombre que se levanta y lucha contra un sistema de opresión, contra una nueva o vieja barbarie del imperialismo de ojos azules, a quienes dijiste "He nacido en Argentina, no es un secreto para nadie. Soy Cubano y también soy Argentino y, si no se ofenden las ilustrísimas señorías de Latinoamérica, me siento tan patriota

4

de Latinoamérica, de cualquier país de Latinoamérica, como el que más y, en el momento en que fuera necesario, estaría dispuesto a entregar mi vida por la liberación de cualquiera de los países de Latinoamérica, sin pedirle nada a nadie, sin exigir nada, sin explotar a nadie", porque uno no es de donde nace si no de donde muere y lucha. Colaboraste si, con la Revolución del pueblo Cubano hasta llevarla a sus últimas consecuencias, porque esa masa fiera, enorme, de fuego y rebeldía en el corazón, porque cada gota de sangre regada en el campo de batalla era la gota de sangre de cientos, de miles, de hombres con la esperanza mirando al cielo y el dedo apuntando al tirano o al traidor, al miserable capitalismo enemigo de la humanidad, porque todos eran uno y eran uno en la potencialidad de todos. Tampoco has muerto con una simple M mayúscula en una lucha de guerrillas, porque sos la personificación del emblema inmarcesible de que "Uno solo muere cuando renuncia a sus ideales". Pero que va a saber el pequeño Larousse Ilustrado, quién sos Che?

2. GUEVARA LA GRAMÁTICA HECHA HOMBRE

Amor americano

Búsqueda

Carisma

Che

Dignidad

Esperanza

Fe

Grandeza guerrillera

Humanidad

Igualdad

Justicia

Kebir

Libertad

Llama

Misticismo

Nuevo

Ñeque

Orgullo

Pueblo

Querer

Revolucionario

Solidaridad

Templanza

Universalidad

Verdad

Guevara en una lengua que no es totalmente nuestra y que se impuso al indígena americano a través de la barbarie y la dominación, no podría describirte en 28 letras indignas porque no alcanzarían para abarcar tu grandeza revolucionaria.

3. ERNESTO GUEVARA TAMBIÉN CONOCIDO COMO EL CHE O SAN ERNESTO DE LA HIGUERA COMO LE LLAMABAN LOS CAMPESINOS BOLIVIANOS

Che, comandante amigo, muchos te preguntaban: Donde está tu patria verdadera?, y tú les contestabas: "allí donde pueda luchar por la revolución". Como dice Fernando Mies, sos un hombre que ha trascendido tú época en tu potencia mitológica de símbolo histórico en el sentido positivo del término, porque sos la síntesis de todo un período, con enigmas que se niegan y se afirman en las practicas oportunistas que pretenden encuadrarte para el usufructo del momento político, pero que le vamos a hacer es el destino ineludible del héroe histórico.

Naciste en la tierra del tango y del buen fútbol, para luchar en medio de la alegría de la Sierra a punta de ron y puros, y morir por fin como la revolución manda empuñando el fusil, bajo un traje de campaña y con la sombra de un diario que describe ese frío aprisionando el asma en la selva Boliviana de la injusticia y el abandono. "Selva, Pampas y montaña, Patria o Muerta es su destino".

Yo sé que tu noble cuna, pequeño burguesa no fue iluminada por ángeles celestiales o estrellas de David, son prescindibles en tiempos de guerra. Sé que sos el fruto de la tierra sureña, naciste irrigado por las serenas aguas del Paraná al norte de la provincia Santa Fereña, en el epicentro portuario del mercantilismo burgués en una ciudad llamada Rosario, de grandes industrias y próspero comercio, todo un fortín cultural y financiero, Un 24 de Junio de 1.928, no sé si fue el año de la Serpiente negra o la hora del verde Dragón Chino, ni si sos Géminis o cáncer, de personalidad recia, inteligente y ambivalente como si podrían asegurar las viejas chismosas de la alta sociedad que se hacen el manicure mientras leen el horóscopo en los salones de belleza, las mismas que van a misa y hacen obritas de caridad con los pobres para huir del fuego infernal, aquellas que aprietan el dentífrico por la parte de abajo, no sé si pesaste 3 Kg. con fusil o sin él, o si fuiste saludable, casi siempre ocurre que los hijos de las familias acomodadas nunca mueren por desatención o hambre, pues a la entrada del hospital de lujo siempre tienen un cheque posfechado a la supervivencia.

Estudiaste medicina y da lástima que la universidad no enseñe las técnicas para acabar con la explotación y la barbarie que mantiene sumida a Latinoamérica (o Latino hambre-rica) en la perpetua miseria, por ahí dicen que en Latinoamérica solo seis personas se mueren diariamente de hambre, yo, tu, el, nosotros, vosotros y ellos. Montado en tu bicicleta con motor, cual quijote en su rocinante de aluminio atravesando los senderos de la Mancha (pero de las manchas de sangre inocente que irrigan los Andes), quisiste comprobar con tus propios ojos que Chile, Perú, Ecuador, Venezuela, Colombia,..... aunque el genocida de Laureano Gómez no te haya permitido la entrada a nuestra tierra, debía andar muy ocupado preparando su violencia para asesinar en menos de un año a más de 200.000 campesinos, y que toda Latinoamérica no eran solo Marlboro light o coca cola, sino hombres que trabajan la tierra a cambio de miseria, mujeres que mueren y palidecen por desnutrición y analfabetismo, niños, negros, indios y mestizos que son obligados por el sistema a convivir entre el frío y el asfalto, en una democracia representativa adalid de la corrupción inmersa en un capitalismo que se erige sobre los cadáveres del subdesarrollo para vender soberanías al mejor postor. (A lo mejor deporte gráfico no haya reportado la noticia tal cual, pero es que las cámaras bien sabrán de imagen y poco de locura y de verdad).

9

En el 52 participaste en actividades políticas contra el populismo de Perón, quisiste trabajar en algún leprosorio Venezolano, pero descubriste que la lepra que más daña al pueblo es la epidemia imperialista y la explotación burguesa. Viajaste en el 54 a Guatemala (por no decir guate-peor por culpa de la contrarrevolución) para ayudar a Jacobo Arbenz en su corto gobierno progresista y descubriste por fin de la mano de Hilda, la compañera Peruana, el verdadero sentido de la vida, la teoría edificante del Marxismo y la práctica vivificante de la lucha revolucionaria. De allí pasaste a México en el 55 para ejercer tu medicina y compartir tu ideología, con tal suerte de encontrarte a los locos del 26 de julio, a Fidel tu amigo del alma y a los otros muchachos exiliados que pronto regresarían a Cuba en el gran golpe del Granma.

4. LA INCREÍBLE Y TRISTE HISTORIA DEL IMPERIALISMO DESALMADO Y SU CÁNDIDA ERENDIDA REVOLUCIÓN CUBANA

"La revolución Cubana correspondió a un proceso histórico de larga gestación, cuya culminación, no su inicio, fue la lucha democrática, armada y librada por el 26 a través de la guerrilla rural, democrática, popular y nacional..."

Fernando Mies

"Hacer es el mejor modo de decir"

José Martí

Luego de años de dependencia económica, política y social; primero por el encontronazo oportunista de Cristóbal Colón (si el genocida de nuestra identidad) el 28 de Octubre de 1.492 con una tierra hermosa para sus ojos de filibustero que se deslumbran fácilmente con la brillantez del oro robusto bajo sus pies para lo cual no se escatiman esfuerzos y se emprenden todo tipo de campañas mercantilistas, cambiando collares y baratijas por tierras frescas y productivas y espejitos por oro y nativos. Sin embargo la Santa bondad española permite que se tome posesión en nombre de sus testaferros eclesiásticos los reyes de España a cambio de muerte y desalojo, que además le permite fundar centros de aduana, construir monasterios para sofocar los malos espíritus de la ignorancia evangelizadora y todo tipo de menester que trae el paquete exprés de la conquista so pena del desconocimiento y el desconcierto nativo, siempre al unísono de los Sagrados preceptos de la religión católica que no por demás siempre está al lado de los poderosos, para implantar la hegemonía cristiana como Dios manda y todo ese derroche de idealismo figurativo, no faltaron pues los homenajes y las vanaglorias reivindicando a sus

11

santos en los nombres de las nuevas tierras, pero qué nombre cristiano colocarle a esta hermosa isla, de nativos fumadores de cigarros grandes, de la dulce plantación, del chachachá, la rumba y el ron?, los curas le apostaban a un nombre católico, los gendarmes a uno bien patriótico, y entre ellos se repartieron el bautizo de las nuevas tierras, mientras los nativos se pensaban para si un nombre como "Cuba", pero pudo más el poder del arcabuz y se llamó Juana, Ferdinando, Santiago y hasta Ave María para quedar por fin como manda la sabiduría nativa "isla de Cuba", sin embargo no contenta la sacrosanta institución evangelizadora de despojar a la tierra del indígena nativo, se empecino en bautizar a los nativos Taínos, Siboneyes y Guanatabeyes como "indios" y ya sabemos que todo fue por los problemas de interpretación cartográfica como nos dicen en la escuela. Una tierra hermosa que producía de todo, mientras los nativos producían niños.

En 1.511 llega a la isla otro conquistador Diego de Velázquez, quien funda la primera ciudad "Baracoa", y a quien se le ocurre la descabellada idea de contar a los indios y poder elaborar el primer censo estadístico poblacional para archivar en las bibliotecas de la Santa madre, pero debido a la travesura de los nativos que no se quedaban quietos ni un solo momento, se le dificulto su tarea para el muestreo estadístico, así que recurrió a la practicidad de los opresores y a la inteligencia del imperialismo y mando a matar a todos los indios, ahora podía sacar mejor sus índices sobre el número de cadáveres por metro cuadrado, ya no habían indios vivos pero se pudo llevar a cabo el conteo estadístico y sumaban más de un millón; otro de los problemas que tuvo que enfrentar la diplomacia cristiana fue tratar de convertir a los pocos indios que quedaban al cristianismo (otra forma de exterminio) cosa que no fue fácil, cambiar a los santos negritos de palo por los rubios de ojos azules y lentejuelas de plata, Hatuey un nativo sobreviviente del exterminio por ejemplo al no encontrar respuesta coherente (porque nunca la tiene) en la doctrina evangelizadora, se sublevo ante el seudo racionalismo institucional y fue a dar a la hoguera por hereje y subversivo además por dar mal ejemplo a los otros indios, menos mal aún no existían las salas de tortura de la Doctrina de seguridad nacional para imponer la verdad. Sin indios o sea sin mano de obra para levantar las grandes casa del blanco que no podía dedicarse a estos menesteres porque su oficio eran el exterminio y la conquista de todas las tierras, la industria de la construcción del imperio español se encontró con otro problema, no había fuerza laboral activa, pero esto no fue obstáculo ya que tenían todo el oro de las tierras americanas para poder acceder a las ofertas del momento a nivel mundial, los negros se encontraban en promoción por allá en el África y hasta allí se fueron los planes de inversión o sea "invirtieron en la gente" (como bien manda el capitalismo para salvar sus pecados), importaron miles y miles de negros y para que todo estuviera acorde con los postulados legales inventaron las normas esclavistas, que estaba en boga por todo el mundo, Cuba una nueva colonia del imperialismo español, sin embargo, con el auge de los mercados la posición estratégica de la isla atrajo a los inversionistas ingleses que para no sacrificar sus estados financieros, decidieron negociar con los arcabuces a sangre y fuego y fue así como se apoderaron de la isla en 1.762, pero como España que por aquel entonces andaba mal de tierras y de orgullo no podía perder su minita de plata así no más, fue entonces al año siguiente que reconquista su tierra prometida y expulsa a los ingleses hacia otros rumbos, nuevamente Cuba bajo el yugo español, un lapso corto con igual cadena pero diferente amo. Por aquel entonces los movimientos sublevados contra el régimen Español se ponen de moda (y ya sabemos cómo es eso de la emoción colectiva), en 1.819 ocurre el primer levantamiento, del cual prosiguieron los de 1.826,1.828.1.830,1.848, 1.851, 1.858, ...una tasa efectiva de un levantamiento cada dos años, solo para aquel entonces Cuba era una de las pocas provincias que quedaba bajo el dominio español a la espera de su pronta independencia, luego de apaciguar ese sinnúmero de revueltas a sangre y fuego como suele suceder con las practicas metodológicas de la guerra y con el fin de mantener el orden social, la corona española promulga un gran número de leyes prohibitivas contra la nueva clase explotada, para sostener eternamente la transición a la pacificación, no podrán ocupar puestos públicos, no podrán esto, no podrán aquello. Sin embargo, en 1.868 el terrateniente Carlos Manuel de Céspedes encabezó en Yara otra revuelta más, al dejar libres a los esclavos que tenía bajo su dominio, a este se sumaron otros nombres como los de Maceo, Figueredo, Gutiérrez, Agramonte y el famosísimo Máximo Gómez en la provincia de Bayamón, fue una guerra prolongada que duro aproximadamente 10 años y cobro miles y miles de víctimas, 85 mil hombres en el ejército Español contra 50 mil insurgentes, para entonces ya se empezaba a clamar esa consigna que dice ¡Viva Cuba Libre! como el gran gritó emancipador, a pesar de que la refriega fue sofocada por España, esta inmediatamente manda a abolir la esclavitud, pero persistiría la más dolorosa de las dictaduras la dependencia económica y política.

Surge entonces el poeta de la revolución, José Martí, desterrado de su propia tierra por sus ideas subversivas, se dedica a conseguir apoyo y recursos por medio mundo, cambiando versos por fusiles arma todo un ejército de exiliados cubanos e incluso con yanquis norteamericanos, estos últimos lógicamente atraídos por el interés capitalista que los caracteriza, el usufructo de las plantaciones de azúcar. Para zarpar del puerto de Key West Florida en 1.895 a bordo de un modesto barco alquilado, hacia los claros rumbos de la revolución sobre las turbulentas aguas de la dominación. A la llegada a la isla cubana y en una de sus primeras incursiones militares el 19 de Mayo de 1.895 muere José Martí, prócer de la independencia y mártir de la revolución Cubana. Se establece entonces una guerra entre Estados Unidos y España, con la consecuente derrota española y es así como se promulga por parte de los Estados Unidos la conocida Enmienda Platt que le daría las llaves de entrada en cualquier momento a la isla y se establece una base naval permanente en la bahía de Guantánamo, cuando el pentágono lo considere necesario y de carácter urgente para la seguridad nacional (sofisma bajo el cual aún hoy sostiene sus prácticas intervencionistas en muchos países de Latinoamérica), nuevamente el pueblo cubano cambia de amo pero no de cadena. Inmediatamente para asegurar los intereses norteamericanos es nombrado presidente Tomas Estrada y se inicia todo el proceso de corrupción administrativa avalada por los nuevos imperialistas, al unísono se construían los grandes casinos yanquis, los emporios financieros sucursales de Wall Street y las mega industrias azucareras para el beneficio de los magnates gringos, y es en esta área en la industria azucarera donde se suceden algunas revueltas de los obreros por mejores condiciones de vida y trabajo digno, las mismas que son reprimidas a sangre y fuego proveniente del extranjero, con los gorilas internos, es así como entre 1.916 y 1.921 y gracias a los beneficios de la enmienda Platt se lleva a cabo una intromisión armada en la isla, con el único fin de salvaguardar las inversiones y los intereses de los "nobles conciudadanos" y controlar las revueltas con el consecuente período de pacificación caracterizada por la promulgación de leyes y normas prohibitivas, para asegurar el orden perpetuo y la seguridad excesiva que impone el imperialismo, se mantienen los preceptos corruptos en la administración de Gerardo Machado (1.925-1.933) amigo indiscutible de los gringos y uno de sus mejores pupilos, solo hasta 1.933 se presenta una nueva revuelta, contra el gobierno y el intervencionismo extranjero, en cabeza de Manuel de Céspedes y se empieza a hacer fuego en el alma de los hombres y en el corazón de los pueblo el lema "abajo el imperialismo yanqui", una refriega más que se disuelve a sangre y fuego gracias a las practicas terroristas del estado y sus colaboradores gringos y lógicamente a la perspicacia de uno de sus mejores pupilos el general Batista quien como adalid de la represión a las justas luchas del pueblo, el 5 de Septiembre de 1.933 colabora para que el extranjero nombre uno más de sus títeres a cargo del gobierno y es nombrado Grau San Martín, pero detrás de este se esconde un hombrecillo menudillo de ideas contrarias al interés extranjero, Antonio Guiteras, quien promueve la abolición de la enmienda Platt, cosa que no gusta mucho a los gendarmes del norte, quienes le mandan a asesinar en "oscuras" circunstancias que solo la historia y un juicio popular a estos verdugos esclarecerá. En 1.940 es autoproclamado Batista presidente de Cuba, lógicamente con el auspicio norteamericano, pero al no gozar de la simpatía y del agrado popular debe convocar a elecciones en 1.944 siendo derrotado su partido por Grau San Martín, a este le siguen en la butaca presidencial Carlos Prío Socarras (1.948-1.952), pero aunque la injusticia se vista de seda, injusticia se queda, y aunque se cambien de nombre en la presidencia siguen agudizándose cada vez más las contradicciones en el seno de la sociedad cubana, un descontento general que entra a posibilitar las acciones consecuentes con la lucha revolucionaria, y es el 26 de Julio del mismo año cuando el nombre de Fidel Castro Ruz empieza a colarse en la consciencia del pueblo, este joven abogado, testigo de las atrocidades contra su pueblo decide organizarse junto con otros 150 jóvenes para la histórica toma del Moncada, sin el apoyo de los aparatos políticos que para entonces gozaban de innumerables garantías por parte del dictador, pero el ataque sorpresa al Moncada termina en una clara derrota militar para este movimiento de jóvenes revolucionario, pues las condiciones de embriaguez en que se esperaban encontrar a los gendarmes no llegan a cumplirse al igual que el retraso en las operaciones, ofuscado el dictador manda a asesinar a algunos prisioneros que han caído en la toma y a otros como Fidel, quien luego de su histórica intervención de 5 horas para defenderse, son sentenciados al exilio, esto quizá enseño a los muchacho a comprender que una la lucha.

En México, luego de tres años de cárcel y exilio, Fidel y otros 82 compañeros, dentro de los cuales estabas Che, zarpan nuevamente, como lo hiciera en otrora Martí, de Tuxpan Veracruz, el 24 de Noviembre de 1.956 a bordo del Granma, planeando llegar el 30 de Noviembre a la parte oriental de la isla, para atacar Manzanillo y controlar la provincia, sin embargo el plan fracasó y solo 12 hombres sobrevivieron al contraataque, entre ellos Fidel y el Che, quienes tuvieron que habitar en la llanura alta de la sierra Maestra a 2000 metros de altura, para preparar su lucha revolucionaria, allí fuiste ascendido a comandante Che y nuevamente se hizo clamor el grito emancipatorio de Fidel "los días de la dictadura están contados". Creyendo que todos habían sido derrotados el dictador se encargó de publicitar su gran hazaña, con tan mala suerte de que a los pocos días el periodista del New York Times, Herbert Mathews, publica su entrevista a los sobrevivientes en sierra Maestra (como que las cosas andan mal señor dictador). Dedicados a la preparación propia y la del campesinado, pues ya lo decía Mao: "Hay que ser alumnos de las masas antes de convertirse en maestro de ellas", "Allí comenzó a hacerse carne en nosotros la conciencia de la necesidad de un cambio definitivo en la vida del pueblo. La idea de la Reforma Agraria se hizo nítida y la comunión con el pueblo dejó de ser teoría para convertirse en parte definitiva de nuestro ser. Nunca sabrán aquellos sufridos y leales pobladores de Sierra Maestra, el papel que desempeñaron como forjadores de nuestra ideología revolucionaria" Che, y atacando sorpresivamente los destacamentos militares para apoderasen de armamento, los nuevos habitantes de la sierra encuentran apoyo en el campesinado, además la encuentra en los jóvenes y los partidos comunista y ortodoxo. "todos somos uno" era para entonces el lema. Tres años duro la travesía guerrillera que junto con los levantamientos populares que costaron la vida a cerca de 20.000 cubanos, minaban el camino para el golpe certero, Las Villas, Santa Clara senderos recorridos y liberados por vos comandante Amigo.

El 1 de enero de 1.959 finaliza la guerra con la caída del dictador Batista y comienza otra etapa en la historia cubana, LA REVOLUCIÓN. El 2 de Enero de 1.959 hacen su entrada triunfal a la Habana el Che y Camilo Cienfuegos. Sin embargo las condiciones en las que se encuentra la población no son las mejores, no hay escuelas, ni trabajos y no existía un desarrollo endógeno de las relaciones capitalistas de producción, el problema a tratar entonces era crear las condiciones necesarias para un nuevo orden social diferente al capitalismo, dicho proceso de reestructuración en una revolución que aún no es comunista, sino humanista y cubanista o humano-cubanista, se inicia con la promulgación de una reforma agraria, necesidad sentida desde la interrelación en sierra maestra con los campesinos y cuyo lema es "tierra pa´l que la trabaja", como bellamente también encoraban los caucheros del Brasil en época de colonialismo, sin embrago, no se realiza una expropiación abrupta al latifundista ya que se concertó con este el pago de las tierras a un 4.5% de interes anual (lógicamente simple, pues el interés compuesto es desecho capitalista) y se crea el INRA, Instituto Nacional de Reforma Agraria cuyo director sería el Che, quien también es nombrado director del Banco Nacional de Cuba y ministro de industria en 1.961, con el fin de organizar la economía y darle un rumbo certero al futuro económico de la revolución, sin embargo, las condiciones no son las más optimas, la economía de entonces depende en un 99% de Estados Unidos y la producción se centra solo en tres productos: azúcar, tabaco y ron, pero el imaginario de Guevara plantea una nacionalización de la industria y a pesar de que los primeros años fueron duros, por la escasez de materia prima, la falta de divisas, de técnicos conocedores de la maquinaria productiva y todo lo que implica un cambio de sistema que llevaron inicialmente a una baja en la producción, ahí sigue con aciertos y desaciertos endeble treinta años después la revolución; para entonces también se prohíben los juegos de azar (pues en el socialismo nadie necesita de la suerte para vivir) y se cierran los casinos con el consecuente éxodo de los primeros mercachifles a Miami para gozar de las prebendas del Ratón Mickey, además se rebajan las tarifas de servicios públicos, no contento con estas reformas, los barbudos y ahora recién afeitados (al menos algunos) revolucionarios, promulgan una reforma urbana, bajo el lema "casa para todos", pero tampoco se hace una expropiación abrupta de la propiedad privada, pues se concertó pagar la mitad de la renta y en 5 o 10 años el estado pagara el precio de las viviendas a sus dueños, esto no le gusta para nada al gorila del norte y a sus usureros por lo cual se exilian más de 20.000 cubanos en Miami, para continuar con sus prácticas de explotación e injusticia. Otro de los golpes certeros de la revolución es a los medios de comunicación a quienes les quita los subsidios, sin censurar la información (pero que duele más si no es la dictadura económica?), de allí también se exilian otros mercachifles, para decartar por fin la población revolucionaria, la que es y pare de contar Sin embargo, las intentonas del imperialismo por detener la liberación del pueblo cubano, no cesan a veces de manera descarada como el plan de Kennedy de asaltar la isla en la histórica batalla de playa Girón el 15 de Abril de 1.961 o a través de un bloqueo total injustificado el 22 de Octubre de 1.962, bajo la oscura demagogia del asesino del mundo, evitar la entrada de material bélico ofensivo a la isla, como si las bombas de Hiroshima fueran tan dóciles como las rosas y tan inofensivas como sus pétalos o fuera legitimo traficar armas por todo el mundo para acabar con los pueblos y salvaguardar el librecambismo y su seudo democracia por doquier, bloqueo que determino la pugna entre URSS y USA con Cuba en medio en la histórica crisis del caribe, con el consecuente triunfo de un pueblo que no se doblega fácilmente por la dignidad que recae en sus hombros; las intentonas persisten pero Cuba ahora encaminada al socialismo con el histórico discurso de Fidel el 1 de Enero de 1.962 donde se declara Marxista-Leninista, no se doblega aunque la expulsen de esa ridícula farsa Norteamericana que es la OEA en Enero de 1.963, por Marxismo, como si fuera un pecado la libertad de un pueblo o la justicia y la equidad en la distribución de la producción, pero como dios siempre está del lado de los poderosos y además es miope será el pueblo quien pueda exorcizarla de semejante maleficio capitalista, y a pesar de que este imperialismo mediocre trate con todo su poderío de desvirtuar la lucha por la liberación y mande a asesinar o a atentar contra la vida de quienes luchan por un mundo mejor, jamás podrá doblegar una dignidad soberana en el seno de los pueblos que han encontrado por fin su razón de vivir y la siguen construyendo.

5. GUEVARA UNO, DOS Y TRES (SOBRE UNOS DOCUMENTOS MUY LATINOAMERICANOS)

Sobrevalorador de la voluntad y de la acción, místico subjetivista, justo barón, eterno portador de la consigna del actuar como se piensa, leal a las convicciones que se tienen como principios de verdad, abnegado sujeto sensible ante cualquier injusticia cometida contra cualquiera en cualquier lugar del mundo, poeta de la esperanza, labrador de la liberación, siempre presto a apoyar las causas justas que casi siempre tienen simpatizantes en todas partes, así mínimamente puedo reconocerte y saberte aquí comandante Guevara.

Muchos se remitirán a tu pensamiento militar y político como el foquista, como quien urge de la necesidad de un foco iluminador para irradiar en el campo de acción de las luchas revolucionarias y aún más en la extensión por el continente de las luchas libertarias, lo que le lleva a consolidar la OLAS (Organización Latinoamericana de Solidaridad), como un desmitificante del papel hegemónico y fundamental de la clase obrera en el momento final, so pena de considerar en el contexto inmediato de tu lucha un atraso de la dirigencia proletaria o la inexistencia de un proletariado socialista de vanguardia y más aún en un país con un mínimo desarrollo económico capitalista, tesis fundamentales y objetivas de la doctrina Marxista, sin embargo, este planteamiento no se aleja mucho de los ejemplos elementales de las luchas revolucionarias contemporáneas en América Latina, donde es imprescindible el papel revolucionario de otras, si se quiere, esferas sociales, verbigracia el caso nicaragüense y el cubano mismo, donde el papel del campesinado fue fundamental para llevar a cabo la revolución, lógicamente sin minimizar la contundencia de la participación de otros sujetos sociales, dando cabida al inicio de la teoría del Poder Popular en cuya teoría se esgrime la participación democrática y pluralista en la toma de decisiones de las acciones revolucionarias y de las creación de las condiciones necesarias para la suplantación del estado burgués, pero queda el interrogante histórico qué pasó en Nicaragua?, desarticulación con la realidad social? se pudo edificar un verdadero partido que construyera la centralización a través de la vida democrática de sus miembros?, se pudo afirmar el Poder Popular?, sin ser la intención de este escrito dar revisión a los procesos latinoamericanos, si podemos afirmar que el pueblo Latinoamericano se empecina en realizar al menos en su praxis lo que he dado en llamar su "autoctonía revolucionaria".

Muchos al referirse a tu teoría económica te considerarán un sobrevalorador del papel de los llamados estímulos morales en la consolidación de las relaciones productivas o como quien abogaba por un centralismo rígido en la planificación económica, para lo cual tuviste que aprender programación lineal y otras técnicas industriales, pues tú mismo lo dijiste: "Hay que estudiar para dominar la técnica que permite dominar la naturaleza", en vos Che, se sintetizan dos estadios, dos búsquedas permanentes y comunes para el pueblo cubano, la voluntad de construir el socialismo y la lucha latinoamericana por la revolución, como lo plantea Mires: "...Es si se quiere la lucha por el socialismo en un país en donde no existían las condiciones objetivas y subjetivas para hacerlo", al menos como manda Marx. Y más adelante tratando de sintetizar el papel del revolucionario, dice: "El Che representa en última instancia, un supremo esfuerzo de la voluntad humana por doblegar las leyes históricas. Pues los revolucionarios no son simples calculistas o tácticos. Existe la necesidad urgente en ellos de concretar una utopía...........La utopía de una revolución es también parte de su realidad, aunque ella no se concrete. A un revolucionario no se le puede evaluar sólo por su práctica objetiva, sino también por la dimensión de su utopía." Una utopía tratada de llevar a la realidad por la lucha guerrillera como única forma de conquistar el poder e inclusive que rompiera el cerco de la revolución única y especifica de un país y se articulará a una estrategia revolucionaria continental. Otro de los postulados que recoge Mires en el pensamiento económico y político del comandante es "....negar la necesidad de determinadas divisiones del trabajo a escala internacional, el sometimiento pasivo a las leyes de intercambio capitalista entre países socialistas, así como sus consecuencias, como por ejemplo la subsistencia de las relaciones mercantiles en el interior de cada país, la determinación absoluta de la ley del valor, la descentralización que conducía a la formación de empresas autónomas y competitivas entre sí y el consecuente sometimiento del factor político al factor económico, con la evidente degeneración de la conciencia revolucionaria que ello trae consigo". En la teoría Guevarista hay una descalificación absoluta del papel revolucionario de las burguesías nacionalistas siempre marchando bajo las prebendas y tutorías imperialistas de explotación y subyugación, donde no hay ni puede haber una verdadera conciencia revolucionaria, también se encuentran elementos contra una forma de "imperialismo socialista", "...El desarrollo de los países que ahora empiezan en el camino de la liberación debe costar a los países socialistas.........y estos tiene el deber moral de liquidar su complicidad tácita con los países explotadores de occidente", lo que le lleva a formular una formación de un bloque de países en revolución que defendieses sus específicos intereses frente a las grandes potencias, un socialismo consecuente que provoque una nueva actitud fraternal frente a la humanidad, una persistente búsqueda de la autonomía política de la revolución, como sintetiza Mires.

"Su teoría del hombre nuevo, de remotas raíces en el cristianismo primitivo, quería expresar que es imposible promover el avance moral de las personas sin crear un conjunto de condiciones sociales que hagan posible y favorezcan la plena realización de sus valores, y que a la inversa, es imposible transformar el entorno social sin un proceso simultáneo de intenso despertar de las conciencias".

Otro aporte del comandante fueron los elementos humanistas en el socialismo, se trataba de recuperarle ese rostro humano al socialismo, a través de la revolución práctica y viva en permanente expansión, como lo promulgaban Bolívar, Martí, Sandino, uno de los elementos de mayor cohesión con el espíritu revolucionario del pueblo determinante para afianzar la credibilidad que permita la construcción de ese proyecto humano llamado socialismo. Si bien hay una ruptura con el precepto Marxista de la conciencia de clase por una educación revolucionaria, que lo lleva a subjetivar en demasía el papel revolucionario del pueblo, tratando de reemplazar la realidad por la voluntad, primero dando fiel ejemplo empuñando machete y pala en la zafra y luego empuñando el fusil nuevamente en el cálido Congo o en la selva Boliviana. Si bien para Marx el socialismo no es una creación del espíritu sino del proletariado y consecuentemente con una conciencia de clase, que no es una consciencia humana universal, para el Che es necesaria la edificación de la conciencia revolucionaria de rasgos humanistas, pues ya lo decía Aníbal Ponce "La historia contemporánea nos enseña que en manos de la burguesía el humanismo está en trance de morir. Y morirá sin duda, si el proletariado no le arrebata a tiempo, junto con la hegemonía económica, la dirección de una cultura que en el momento actual solo ha sabido envilecer", y más aún lo reafirman innumerables intelectuales latinoamericanos en su tesis del *reale humanismus*, considerar al hombre en su realidad efectiva y concreta, un humanismo socialista que proclama al hombre y sus libertades como fin en sí mismo, un humanismo circundante al socialismo, un socialismo con elementos de utopía que reconoce a través de su racionalidad dialéctica-materialista sus posibilidades de hecho y de

24

hacerse realidad, que haga posible saldar la brecha surgida al interior de la práctica marxista de algunos países socialistas, entre el socialismo real y el humanismo real además de ser capaz de dar salida argumentativa al problema de la enajenación y la emancipación involuntaria o inconsciente de las masas. Otro de los elementos que debe tratar el marxismo es como lo planteaba Antonio García, "... dar una conformación racional a la sociedad lo que equivale a decir que el individualismo humanista debe transformarse en socialismo humanista" o como lo formulaba Estanislao Zuleta, el marxismo debía y estaba en condiciones de hacerlo, construir una antropología mucho más realista, esto es, menos ilusoria, como acostumbraban las idílicas premoniciones del "marxismo oficial", respecto al futuro ideal comunista, es un elemento que requiere un profundo análisis sin escatimar esfuerzos para demostrar argumentativamente que "el socialismo es la doctrina que permite el desenvolvimiento de todas las facultades del espíritu, es decir lucha por la libertad porque el fin del hombre es la libertad" como lo sintetiza Alfredo Palacios; porque el socialismo en última instancia, es la creación del hombre nuevo....crítico y soñador.....

Con un alto grado de autenticidad y una agudeza en el análisis dialéctico-materialista de las condiciones en las que se encuentra inserta la realidad, Guevara trata de promulgar su teoría de la práctica revolucionaria y de la concepción marxista de los factores políticos y económicos sin desviarse de la autoctonía revolucionaria que caracteriza y debe caracterizar la lucha por la revolución latinoamericana so pena de considerar que en su pensamiento político y militar, propende por la consolidación de las luchas libertarias latinoamericanas, donde coexiste una ausencia de conciencia política y de organización de las masas, lo que hace además considerar que las condiciones para la lucha armada están dadas de manera irregular y no genérica como lo plantea la teoría del foco, " No siempre hay que esperar que las condiciones de la revolución estén dadas, el foco insurreccional puede crearlas", pero en un momento histórico determinado cuál es el foco?, otro de los distanciamientos claros de este con las tesis de Lenin, es que Lenin considera que la revolución debe apoyarse en la clase más avanzada y en el ascenso revolucionario del pueblo, mientras que el foquismo plantea la unidad *a-priori* de las masas como condición *sine-qua-non* de la conquista final, e incluso con la tesis de Giapa para quien " Solo partiendo de sólidas organizaciones políticas es posible edificar sólidas organizaciones militares, marchar hacia la creación de pequeños grupos de guerrilleros estrechamente ligados a las masas revolucionarias y capaces por ello de operar y desarrollarse" .

Muestra de su urgencia por el perfeccionamiento de su propia ideología comunista y sus tesis de que la lucha armada es la única vía de solución a los problemas del tercer mundo dan fe sus innumerables trabajos teóricos, discursos, artículos económicos y políticos, su guerra de guerrillas (1.960), los pasajes de la guerra revolucionaria (1.963), el socialismo y el hombre en Cuba (1.965) y el diario del che (1.967), consciente de su papel revolucionario luego de hacer renuncia formal de sus cargos oficiales se enfila en las guerrillas congoleñas en 1.965 para morir en el frente de batalla al mando del ejército de liberación boliviano el 9 de Octubre de 1.967.

"Si la condición de marxista debe estar avalada además de la imprescindible con las tesis fundamentales o núcleo duro de la concepción dialéctica y materialista de la historia, por la postura crítica frente al capitalismo en todas sus formas, por preconizar ideas de orientación socialista, o al menos que subviertan el orden social existente y se planteen una más justa distribución de la riqueza social, así como un cambio radical en las relaciones del poder político" como lo sintetiza

Pablo Guadarrama. Entonces Guevara que viva el socialismo y que perdure.......hasta la victoria siempre.

6. EN VOZ DE OTROS

"Pienso en alguien que no conoceré jamás
Alguien que tomó la vida al pie de la letra
Alguien que navegó con sus velas desplegadas
Alguien que tuvo serios problemas con el mundo"

Omar Lara

Che, comandante amigo, el día en que te asesinó vilmente, la imbecilidad y el salvajismo de los gendarmes del imperialismo, millones de hombres, mujeres, niños, blancos, pobres, negros, indios latinoamericanos, lloramos de dolor porque se nos iba el rostro nuevo de la liberación, sin embargo, fue más la rabia contra la ignorancia de aquellos borregos vestidos de militares, cumpliendo las ordenes de sus dueños, caso omiso hicieron a tu grito de que eras más útil vivo que muerto, de pie y mirando firmemente a los ojos, porque no hay mayor ofensa hacia el verdugo que cuando se mira dignamente y sin temor al asesino, rabia nos dio pero gracias a ella comprendimos que caía un rostro de la liberación pero no la esperanza de la libertad de los hombres y de los pueblos latinoamericanos, quizá tu quijotesca empresa y tu presencia que llevaste con los ojos bien abiertos hasta las últimas consecuencias y que aún hoy, treinta años después de tu muerte heroica sabemos llevar quienes creemos en tu proyecto de verdad y de hombre nuevo (y por el cual moriremos muchos, pero siempre convencidos de que Ni un paso atrás......).

Te acordas de Cortázar, el pequeño monstruo de la rayuela, pidió que escribieras sus propias líneas para decirte "...También estas son palabras, pero no las quiero así, no quiero ser yo quien hable de él. Pido lo imposible, lo más inmerecido, lo que me atreví a hacer una vez, cuando él vivía: pido que sea su voz la que se asome aquí, que sea su mano la que escriba estas líneas". O del viejo Alejo Carpentier, el portador de la luz en un siglo de oscurantismo latinoamericano, cuando bella y poéticamente te resucitó para erigirte " ejemplo indestructible y que, aún destruido en la persona, en nada habrá de menguar la lucha que se lleva adelante para la liberación de la América Nuestra -la auténtica, la que verdaderamente podemos llamar "nuestra" en tiempo presente. El mito, la leyenda, la conseja, la tradición transmitida de boca en boca, lleva, a lo ancho de las tierras, en el lomo de las cordilleras, a lo largo de los ríos, el nombre del Che...... "Había dejado huellas"'", huellas que no se borran, que jamás habrán de borrarse, que quedan marcadas en el suelo del continente entero". Y Regis Debray, te definió como "estudioso y cuidadoso de basar su gestión en la verdad, el Che buscaba el argumento y su contrario: se preocupaba por distinguir lo objetivo de lo subjetivo, y no solamente lo útil de lo inútil (obligación de los medios, no del resultado; aunque uno pueda equivocarse, al menos se ha buscado)". Tomás Eloy Martínez trató de encontrar el punto de partida de tu mito, en medio de la paradójica circunstancia de creación de tus enemigos, "la eternidad del Che está unida a la Batea de la Higuera, donde yacía su cadáver, a la sonrisa entre irónica y desamparada del fin, a la barba rala, y a los ojos entreabiertos que expresaban, sin rencor, la soledad de los vencidos".

Te acordas de Willy, Reinaga y los otros, sanchos panza que te acompañaron en tu sendero Boliviano, y cuyas huellas compartiste en el camino rezagado hasta la asunción a la gloria y la inmortalidad donde solamente encuentran su tálamo los hombres verdaderos: Bolívar, Sandino, Martí........

"Donde quiera que hay una piedra, decía Nietzsche, hay una imagen. Y su imagen es uno de los comienzos de los prodigios, del sembradío en la piedra, es decir, el crecimiento tal como aparece en las primeras teogonías, depositando la región de la fuerza en el espacio vacío."

José Lezama Lima

Donde está el Che?, se pregunta Boccanera, y prosigue: "está el Che en esas calles?, camina?, Qué fue el fuego?, De qué lado está el fuego?, el fuego de la rebeldía, el fuego de la imaginación, no debe haber animal más vivo que el fuego". Ese fuego que quema adentro y arde por fuera, ese fuego que silenciosamente va aniquilando con cautela la voracidad del consumismo salvaje en tiempos de posmodernidad, ese fuego impecable que purifica las almas de la mentira y las conciencias de la mediocridad, ese fuego que no sabemos por cuánto más aguantará?, si es que aguanta más.

"Che a lo mejor estás debajo de la alfombra/ a lo mejor nos miras de adentro del ropero.....Señor ¿ha revisado bien dentro de su cama? Oh, John ¿Qué es esa barba que asoma en tu chaleco?/ a lo mejor está en la pampa y es graznido/ a lo mejor está en las calles y es el viento/ a lo mejor es una fiebre que no cura/ a lo mejor es rebelión y está viviendo". Estás en todos y en nadie, en los suspiros de nostalgia, en el viento iracundo golpeándose contra las paredes del tiempo, un silogismo sin descifrar, una realidad poco virtual que no podrá ser asimilada por los detentadores de la ambigüedad.

Quizá muchos presupongan que ya se ha escrito todo, que ya se ha dicho todo y es innecesario comprometerte en estas líneas, comandante amigo; pero si fuera así, porqué seguimos igual?, será que se ha perdido el vínculo entre la teoría y la práctica como cualquier superfluo eslabón, o son esos retóricos academicistas los que se han extraviado en su laberinto de razón. ¿Quién los podrá encontrar?......................Un buen pacificador será.

Che, El Bolívar de América, tu compromiso no fue, compromiso anecdótico de bolsillo, no fue irreal la sangre derramada en la Sierra, en el Congo, en Ñancahuazú o en la Higuera, como tampoco es irreal o un sofisma de distracción, tu pensamiento libertario, impostergable e impronunciable en las dictaduras del snob, o ante las ráfagas persuasivas del imperialismo y sus mass-media; seguís siendo eterno, grande, inmarcesible en el clímax de tu quijotesca locura y de tu amor por esta tierra, que al unísono en un coro sublime de indios, pobres y negros gritará: !LIBERTAD¡.

"Y por eso lo espero para poder seguir vivo/ y poder seguir esperando lo que viene/ entonces Che, hasta la victoria siempre?".

Invisible e invencible, como suelen comportarse las fascinaciones fantasmagóricas de los que temen por cobardía o traición. Recalcitrante, dinosaurio o pasado de moda, al fin y al cabo una época que trafica con sueños y sentimientos vía Internet es una época preparada para morir por si misma de tedio o aburrimiento, qué podrá sacarnos del mercantilismo tecnológico y colocarnos nuevamente al filo del riesgo, sino es la idea, el sueño, la ética en la práctica emancipadora (no esa falsa ética que se distribuye al por mayor y al detal, a cualquier costo para elevar los índices de popularidad de los sistemas corruptos, o los estándares de productividad de los explotadores), aquellos principios irrenunciables e inquebrantables que nos mantienen vivos.........

Ya son casi 2000 años bajo la efímera rubrica sombría de un Jesucristo rubio, de ojos azules, que no deben proseguir a otros 2000 de un Che exhibido entre lentejuelas o en camisetas "new wave" o en las gomas de mascar de quienes te pregonan y te usan (pues bien sabemos que en el triunfo de la revolución serán los primeros a exiliarse con sus papis y sus mamís en Miami, al lado de Mickey Mouse o sus faranduleros de Hollywood). Si sos mito para muchos, no me importa, pero si quiero dejar en claro que te reivindico para no padecer del síndrome de estupidización colectiva que trata de imponer la renuncia a la ideología en un momento histórico de salvajismo neoliberal, el mismo que propende por una dejación del pensar y del hacer por los demás con el beneficio redistributivo, porque ser eficiente en la generación de la plusvalía es lo único tolerable para la hiperproductividad del nuevo orden mundial. Te habló hoy Che, porque sigo fiel a esos principios que se han hecho escuchar a sangre y fuego avasallador contra el grito inocente, obra y gracia del salvajismo gubernamental para la manutención del orden social y la pacificación esclavista para el beneficio dominante; escucho las canciones en tu honor, leo los poemas y las cuartillas que te inmortalizan o te contradicen, y me producen nostalgia, rabia, odio, como el que me produce un sistema ilegitimo o un poder que se impone sobre los más débiles (o al menos sobre los que no tienen para pagar el acceso a la Seguridad Nacional). Y si sos mito, no me importa, quién cargado de moralina prejuzgo a los mitos como buenos o malos? si no fue el capitalismo mismo. Solo me importa ese proyecto humano, del cual sigo convencido no se podrá alcanzar en esta contradictoria sociedad; tampoco pretendo convertirme en un panfletario de las causas perdidas, porque sé que no son perdidas mientras salgan del corazón y de una conciencia libertaria por el bien de la humanidad.

Revolotearan los vejámenes y las herejías en la decadencia del capitalismo, muchos quizá fruto del snob, languidecerán ante tu rostro septentrional; no podemos darnos por vencidos si no estamos en las listas del marketing occidental, reservado para los dictadores, sus gendarmes y todo el andamiaje de superficialidad que lleva consigo el rimbombante festín de injusticia y desigualdad; si hay hombres que se empecinan en seguir desconociendo su propio origen de clase, su realidad, porque esta *out* a las nuevas mega tendencias de la mediocridad, no se podrá seguir hablando al sordo de oídos hipotecados, ni botando pólvora en gallinazos (aunque hay unas aves de rapiña en los congresos latinoamericanos que serían sendos trofeos en los museos de la libertad), habrán otros hombres que lucharán toda su vida, no para ser imprescindibles como dice Brecht, si no para ser testigos presenciales de esa hora final, donde aquellos pajarracos y sus investiduras tendrán que hablar y dar cuenta de sus masacres, de sus desapariciones forzosas, de esos niños que murieron de hambre por negligencia y burocracia, de esos jóvenes ametrallados vilmente en el oscurantismo urbano del capital, de esos campesinos desplazados, de esos indígenas lanzados al genocidio, de esas tierras arrasadas por la avaricia transnacional, de esos negros encadenados en los puertos del olvido y el abandono, de esos crímenes de lesa humanidad, de esa violación a los derechos humanos, pero no de los que defiende la seudo democracia imperialista liberal y sus balbuceos del fin de la historia, "para el ingreso de todas las tribus de la tierra (sí, las tribus, porque el becerro de oro no quiere que haya naciones sino tribus desarraigadas y amnésicas, ya que el concepto de soberanía es un estorbo para el imperialismo internacional del dinero) a ese "mundo feliz" tipificado por el gran supermercado planetario..........en el nuevo orden mundial diseñado, construido y dominado con cetro de hierro por los Estados Unidos" como puntualizaba José Manuel Crespo en su artículo -El Che Guevara: Treinta años-. Ya bien lo decía el poeta, canta-autor que entonaba sus cantos luctuosos en Sierra Maestra, con tal fervor revolucionario, Víctor Jara en su -zamba del Che- " que los derechos humanos se violan en tantas partes, en América Latina, Domingo, lunes y martes, nos imponen militares para sojuzgar los pueblos, dictadores asesinos, gorilas y generales".

Y serán tantos los dedos acusando, tantos los ojos libres de la mordaza que estarán vigilando, tantas las voces que gritarán ¡Justicia y Libertad¡, que dios, si es que existe o existirá, mandará a anunciar por los canales de mayor cobertura internacional, con los heraldos más recorridos, con sus ángeles y sus trompetistas, la transmisión en vivo y en directo del anticipo a su juicio final, y paradójicamente si dios está de nuestro lado, la izquierda lo acompañará a su diestra y la derecha -la centro y la extrema- a su siniestra, como siempre ha sido en la realidad cuando hemos estado a la diestra del pueblo, entonces Che quizá allí podrás ser parte y juez.

El misticismo, la devoción a los principios éticos que deben regir la plena existencia cotidiana, son irrenunciables al descrédito de las utopías por los enceguecedores y sus enceguecidos, la convicción a la vida, a la justicia, a la libertad, la trasparencia intachable en el acto mismo, la pertinencia del discurso para formar la conciencia y transformar la realidad, son cuestiones intransferibles que no se ordenan con las leyes de la oferta y la demanda, porque son cuestiones de honor, de amor, de lealtad, de sangre, de fuego, de humanidad, y son cuestiones que no son fácil presa del cliché como la iconografía o la nostalgia en sepia, porque son cuestiones que así les duela a muchos en sus líneas panfletarias, se escriben en el tallo de la historia con tres letras CHE.

7. FINAL DE PARTIDA

"Guevara ha de morir otras muertes" Juan Gelman

Ese mismo Rocinante que montó el quijote para atravesar de palmo a palmo los senderos de la libertad y la locura, lo evocaste un día cualquiera, cuando aún podías despedirte de tus padres , allá en la Habana digna y revolucionaria, como quién siente a pasos agigantados la voz de otras inconsciencias o la esperanza en las postrimerías del sosiego , ¨Otra vez siento bajo mis talones el costillar de Rocinante, vuelvo al camino con mi adarga al brazo¨, y volviste sí, para quedarte por fin con tu entrañable transparencia. Rocinante quizá a travesó ese mismo día las ráfagas ajenas y enajenantes del imperialismo y alzó su vuelo para custodiarte como un ángel de la guarda a la sombra de un fusil en algún punto cardinal de las amplias constelaciones de la lealtad desde donde puede también divisarse la esencia y la fragancia de un Hombre Nuevo.

En esa misma carta nos dijiste a todos, más bien nos sentenciaste a creer en la lucha armada como única solución para los pueblos que luchan por liberarse del yugo opresor del extranjero y nuevamente nos lo demostraste con tu ejemplo, consecuente siempre con tu pensamiento, un aventurero de la verdad, un condotieri del siglo XX, un hijo pródigo y recalcitrante, Ernesto. Supiste entre el miedo y el ansia que en una revolución se triunfa o se muere (si es verdadera), que hay lazos que nos atan a la patria libre y soberana que no se pueden romper como los nombramientos, Orgulloso de tu pueblo caribeño y latinoamericano supiste apreciar los peligros y principios de una verdadera Revolución Cubana, para comprender que otras tierras reclamaban y aún reclaman el concurso de tus esfuerzos hasta la victoria siempre.

¨Luchar contra el imperialismo donde quiera que esté, esto reconforta y cura con creces cualquier desgarradura¨, cuando se lucha siempre por la patria hasta la muerte.

¨Dejar el tiempo sin llenar con algo, descansar simplemente, es un pecado de lesa diligencia, sentiste un día el clima de hombre nuevo en el ambiente construido por el obrero entusiasta, que bonito relincho ¡justíí.....cia!, con acento marcado en la í, agudo, libre y sostenido. Che

8. COMO ASESINAR A UN ROSTRO DE LA ESPERANZA BAJO LA SALVEDAD DEL FUERO MILITAR

Drama Boliviano para no ser tolerado jamás, ni para ser olvidado por quienes aún escapamos a los planes de pacificación y a los programas de olvido y amnesia colectiva, ni por quienes seguimos convencidos de que no podrán convertirnos en ellos, como decía el Cacho el Kadri, en tiempos de dictaduras militares en Argentina y Uruguay.

La escenografía bien puede ser una sala de torturas, como las que tanto pululan en Latinoamérica, o las bancas de un templo o los rincones de una escuela en Higueras (tres lugares propios para asesinar la libertad).....también puede ser cualquier paliducho campamento o un rojo laberinto de rebeldía.

Esta es una intención en el texto teatral para adaptar el documental de Ernesto Sábato, "La muerte del Che", para los jóvenes Latinoamericanos y del mundo entero, para los jóvenes que............. Y dice así:

ACTO ÚNICO

ESCENA PRIMERA

LA CACERÍA O EL GOZO DEL GENDARME

EL RELATOR 1: (con voz pausada y entrecortada) Che, muchacho, amigo, yo no sé si tenías toda la razón, no sé, pero no te discutiría la estrategia, el método, tal vez, el objeto yo lo veo, el cambio es urgente, todos lo sabemos, pero, quién es capaz de arrancarse la piel hollejo por hollejo como lo hiciste tú viviendo de la selva, bebiendo de la sal acumulada a la orilla del labio cuando el sudor, la sangre, el agua de la lluvia te lavaron, quién de entre nosotros dejó su hogar, su carro, su radiola y sobretodo su mujer, sus hijos, sus caminos, el futuro seguro y el destino, tuviste que creer con la fuerza del acero, con el peso del plomo, con cuchillos y balas hirviendo tu cerebro para dejar la vida pendiente de una mañana buscando la salida para el hambre de un pueblo, buscando en la estrategia solución y esperanza, tuviste que ser hecho de carne de martirio para alzar el pecado de inmolarte tú mismo.

RELATOR VIVENCIAL: (con voz nostálgica y con rencor al final) Fue una desgracia que el ataque empezará al medio día, pues como te dije, las esperanzas del Che, era que por lo menos se retardará hasta las tres, empezamos a oír el tableteo de las ametralladoras (sonido de metralla) que por suerte batían el camino que habíamos recorrido durante la noche, era evidente que nos consideraban más retrasados, eso nos permitió ganar tiempo; el Comandante dividió la fuerza en tres grupos, conviniendo un lugar para encontrarnos a la caída de la noche, pero cuando mi grupo llegó no encontramos a los otros (desesperanza), nos miramos en silencio y nos derrumbamos de cansancio y de angustia, con la esperanza sin embargo, de que el Che con su grupo, imposibilitado de llegar hasta el lugar en que estábamos, hubiese optado por alcanzar a San Lorenzo; Palito se cayó, Marcelo de espaldas en su cama sentía su pecho oprimido por el asma, por mí asma, pensó como alguien que se sorprende cometiendo la acción más mezquina de su existencia, después del largo y terrible silencio de Palito, oyó que con voz apenas inteligible decía: "No sabíamos que todo su grupo había caído, que el comandante Ernesto Che Guevara estaba herido y prisionero y que pronto sería asesinado de la manera más.........pero la última palabra Marcelo no pudo oírla bien, luego ya no hablaron aquella noche (silencio).

GORILA NUMBER ONE, NAME PRADO: (con voz falsa e impropia como suele ser la de los victimarios) Nos desplegamos de modo de cercar a los guerrilleros y enseguida nos lanzamos al asalto, el primer rebelde que dimos era el que luego identificamos como Willy, seguido por el que después identificamos como el Che, de inmediato abrimos fuego, haciendo al Che con una ráfaga de ametralladora (tableteo de metralla), Willy y los otros intentaron entonces arrastrarlo mientras proseguía el combate, otra ráfaga de nuestros Rangers voló el birrete del comandante (nuevamente tableteo de metralla) hiriéndolo en el tórax mientras sus compañeros lo cubrían, Willy logró conducir a su jefe hasta una colina donde se encontraron con otros cuatro Rangers, sin aliento por el esfuerzo, Willy llegó con el cuerpo de su jefe sobre las espaldas, y cuando se detuvo para reponer fuerzas y darle algún cuidado al Che Guevara los soldados emboscados le dieron orden de rendición, antes de que pudieran tirar los Rangers dispararon primero, luego se llegaron hasta ellos, el Che tenía grandes heridas y el asma le impedía respirar, entonces, transmitimos el mensaje cifrado: ¨Hola Saturno, tenemos a papá¨.

VOCES: (en coro) "Así estamos/ Consternados/ rabiosos/ aunque esta muerte sea uno de los absurdos previsibles/ da vergüenza mirar los cuadros/ los sillones/ las alfombras/ sacar una botella del refrigerador/ teclear las tres letras mundiales de tu nombre/ en la rígida maquina/ que nunca/ nunca estuvo con la tinta tan pálida/ vergüenza tener frío y arrimarse a la estufa como siempre/ tener hambre y comer/ esa cosa tan simple/ abrir el tocadiscos y escuchar en silencio/ sobretodo si es un cuarteto de Mozart/ Da vergüenza el confort y el asma/ da vergüenza/ cuando tu comandante estas cayendo/ ametrallado/ fabuloso/ nítido/ eres nuestra conciencia acribillada/ dicen que te quemaron/ con que fuego van a quemar las buenas/ buenas nuevas/ la irascible ternura que trajiste y llevaste con tu luz/ con tu barro/ dicen que incineraron toda tu vocación/ menos un dedo/ basta para mostrarnos el camino/ para acusar al monstruo y sus tizones/ para apretar de nuevo los gatillos/ Así estamos/ consternados/ rabiosos/ claro que con el tiempo la plomiza consternación se nos ira pasando/ la rabia quedará/ se hará más limpia/ estas muerto/ estas vivo/ estas cayendo/ estas nube/ estas lluvia/ estas estrella/ donde estés/ si es que estas/ si estas llegando/ aprovecha por fin a respirar tranquilo/ a llenarte de cielo los pulmones/ donde estés/ si es que estas/ si estas llegando/ será una pena que no exista dios/ pero habrá otros/ claro que habrá otros/ dignos de recibirte/ comandante/" Mario Benedetti.

ESCENA SEGUNDA

TRAVESÍA A LA MUERTE POR LOS SENDEROS DE LA MENTIRA

RELATO DE LOS GORILAS JUNTOS: (en coro) El Che Guevara fue llevado en una manta por cuatro soldados distante varios kilómetros del lugar de captura, allí el capitán Prado entrego los prisioneros al coronel Cellis que estaba a cargo del puesto, se hizo un inventario de lo que había en el morral del Che Guevara, dos diarios, un código, un libro de notas con mensajes cifrados, un libro de poemas copiados por el Che, un reloj y otros tres o cuatro libros.

GORILA NUMBER TWO, NAME JIMÉNEZ: (con desidia) Fue el coronel Cellis el que habló con el Che Guevara, tanto nosotros los soldados heridos como Guevara, estábamos en un hangar, pero él estaba en el otro extremo y no entendíamos bien lo que decía, aunque oíamos claramente al coronel, porque gritaba, hablaba de América, el coronel estuvo mucho tiempo con Guevara, quizá una hora o más, discutían sobre algo que el coronel quería averiguar y que el Che se negaba a decir, hasta que en un momento Guevara dio una bofetada al coronel con su mano derecha (silencio), entonces el coronel se levantó y se fue, el mayor Guzmán quiso transportar a Guevara en un helicóptero a un hospital, pero el coronel se opuso y partimos nosotros solos.

GORILA NUMBER TRES, EL TENIENTE: (con pasión de culpa) Apenas el helicóptero hubo partido con los soldados heridos y muertos, los dolores del guerrillero iban en aumento, murmuro algo, acerque mi oído a su boca y entendí que decía: "Me siento muy mal, le ruego haga algo para atenuar mi dolor", yo no sabía qué hacer, pero el mismo me indicó que clase de movimientos debía yo facilitarle, "Ahí, en el pecho por favor", luego pasó la noche entera quejándose.

CHISMOSO ONE: (con ambición periodística) El Che fue llevado con los otros prisioneros a una escuelita de la higuera y en una cama de sus aulas pasó toda aquella noche.

VOCES: (en coro) Aquí me tenéis, dejados espacios, sin olvido solitario. Aquí estas comandante/ Cuba te reclama digna y soberana/ abre sus alas que despliegan libertad/ empuñan nuevamente sus cañones y fusiles por la justicia y la igualdad/ Higueras aún no te ha podido ver caer/ porque seguís vivo en el blanco papel/ con ansias de vengarte a sangre y fuego/ contra el opresor y sus victimarios/ Aquí estas pibe/ jugando con los descalzos/ a un fútbol que ve rodar las cabezas del imperialismo/ las cabezas cortadas por la humanidad entera/ Aquí estas madre/

amamantando las semillas de la esperanza/ el clamor de los pueblos que rompen las cadenas de la esclavitud/ olvidados/ arrasados/ sin identidad/ Aquí estas hombre/ amante/ entregado a sí mismo y a los demás/ Aquí estas/ para enseñarnos a creer/ a soñar/ a combatir/ por aquel ideal que se cuaja en nuestras venas abiertas/ para brotar/ con el ímpetu certero de la lucha/ Aquí estas Comandante/ estas vivo/ te sentimos/ te tenemos presente/ cada vez que decimos/ hoy y siempre/ libertad. E. Sábato.

ESCENA TERCERA

ULTIMÁTUM DE LA HISTORIA Y SUS VERDUGOS

GORILA MAYOR, NAME ANTONIO ARGUEDAS: (con alegría falsa) El domingo 9 de Octubre a las 2:00 de la tarde, el presidente Barrientos y el general Obando, recibieron el informe de la captura, hubo una reunión del alto mando, fueron los generales Torres y Vázquez quienes presentaron la moción de ejecutarlo, ninguno se opuso, callados, poco después el general Obando transmitía a Vallegrande esta orden: ¨saluden a papa¨, la orden fue recibida en la Higuera por el coronel Miguel Ayoroa, se la transmitió al teniente Pérez y este a su vez al suboficial Mario Teherán y al sargento Huanga, los victimarios empuñaron sus carabinas, en el lugar en que estaba encerrado el Che, yacía también amarrado el guerrillero Willy, cuando Teherán apareció, Willy le insultó, entonces Teherán le tiró a la cabeza (tableteo de metralla), lo mismo hizo Huanga con Reinaga (tableteo de metralla) que estaba encerrado en el aula vecina. Mario Teherán fue señalado por el destino para matar al comandante Che Guevara, apenas salió del aula en que había ultimado a Willy, atemorizado, decidió cambiar de arma por una más poderosa, se dirigió a donde estaba el teniente Pérez para solicitarle una carabina M-2 que descarga ráfagas automáticas, Teherán es un hombre bajo, menudo.

VOCES: (en coro) Expuesto y levantado para la muerte, vedme, infortunio, gales, traído eternamente, días, edad, nubes, que haréis conmigo.

GORILA NUMBER FOUR, NAME TEHERÁN ARGUEDAS: (con desdén) Cuando llegue al aula, el Che se incorporó y me dijo: "Usted ha venido a matarme", yo me sentí cohibido y baje la cabeza sin responder. Qué han dicho los otros?, me pregunto, le respondí, que nada, no me atreví a disparar, en ese momento vi al Che muy grande, enorme, sus ojos brillaban intensamente, sentí que se me echaba encima y me dio un mareo, póngase sereno, me dijo, apunte bien.

VOCES: (en coro) Dinos donde escondiste ahí, esa muerte que nadie pudo verte, imposible y callada. "No porque hayas caído/ tu luz es menos alta/ un caballo de fuego/ sostiene tu escultura guerrillera/ entre el viento y las nubes de la Sierra/ no por callado eres silencio/ y no porque te quemen/ porque te disimulen bajo tierra/ porque te escondan/ en cementerios/ bosques/ páramos/ van a impedir que te encontremos/ Che comandante/ amigo/ Con sus dientes de júbilo/ Norteamérica ríe/ más de pronto revuélvase en su lecho de dólares/ se le cuaja la risa en una máscara/ y tu gran cuerpo de metal/ sube/ se disemina/ en las guerrillas como tábanos/ y tu ancho nombre herido por soldados/ ilumina la noche americana/ como una estrella súbita/ caída/ en medio de una orgía/ Tú lo sabías/ Guevara/ pero no lo dijiste por modestia/ por no hablar de ti mismo/ Che comandante/ amigo/ Estás en todas partes/ en el indio hecho de sueño y cobre/ y en el negro revuelto en espumosa muchedumbre/ y en el ser petrolero y salitrero/ y en el terrible desamparo de la banana/ y en la gran pampa de las pieles/ y en el azúcar/ y

43

en la sal/ y en los cafetos/ Tú/ móvil estatua de tu sangre como te derribaron/ vivo/ como no te querían/ Che comandante/ amigo/ Cuba te sabe de memoria/ rostro de barbas que clarean/ y marfil y aceituna en la piel de santo joven/ firme la voz que ordena sin mandar/ que manda compañera/ ordena amiga/ tierna y dura de jefe camarada/ te vemos cada día ministro/ cada día soldado/ cada día gente llana y difícil/ cada día/ y puro como un niño/ o como un hombre puro/ Che comandante/ amigo/ pasas en tu descolorido/ roto/ agujerado traje de campaña/ El de la selva como antes/ fue el de la Sierra/ semidesnudo/ el poderoso pecho de fusil y palabra/ de ardiente vendaval y lenta rosa/ no hay descanso/ !Salud Guevara!/ o mejor todavía desde el hondón americano/ Espéranos/ partiremos contigo/ queremos morir para vivir como tú has muerto/ para vivir como tú vives/ Che comandante/ amigo". Nicolás Guillén

GORILA NUMBER FOUR, NAME TEHERÁN ARGUEDAS: (continua) Entonces di un paso hacia atrás, hacia la puerta, cerré los ojos y disparé la primera ráfaga, el Che con las piernas destrozadas cayó al suelo, se contorsionó y comenzó a perder muchísima sangre, yo recobre el ánimo y disparé la segunda ráfaga, que lo alcanzó en un brazo, en un hombro y finalmente en el corazón.

CHISMOSOS JUNTOS: (con desidia periodística) El cadáver del Che fue arrastrado a una caliente, en una camilla, hasta un lugar en que sería recogido por un helicóptero, el sol y las paredes del aula quedaron manchadas de sangre, pero ninguno de los soldados quiso limpiarlos, lo hizo un sacerdote alemán, quien calladamente lavó las manchas y guardo en un pañuelo las balas que habían atravesado el cuerpo del Che Guevara, apenas llegó el helicóptero, la camilla fue atada a uno de los patines, el cuerpo aún con la campera de guerrillero estaba envuelto en un lienzo, Edy González, un cubano que en la Habana había repuntado un cabaret en la época de Batista, se acercó para darle una bofetada al rostro inerte del comandante muerto, al llegar el helicóptero al destino, el cuerpo fue puesto sobre una tabla, con la cabeza colgando hacia a atrás y abajo, los ojos abiertos, casi desnudo, tirado sobre la pileta de un lavadero era iluminado por las luces de los fotógrafos, sus manos fueron cortadas a hachazos para impedir la identificación, pero el cuerpo fue mutilado en otras partes también, el fusil fue a parar a manos del coronel Anaya, el reloj a manos del general Ovando, uno de los soldados que participó en las operaciones le quitó las zapatillas que uno de los camaradas de Guevara la había hecho en el monte, pero como estaban muy maltratadas por el uso y la humedad, no le sirvieron.

VOCES: (coro) Habrá flores que te recuerden, palabras, cielos, lluvias como esta y vivirás sin alteración habiendo sucedido, duerme libre de la adversidad, todo el orgullo de la tristeza.

Un niño que no llora, asesino al asombro con ametralladora, no importa yo te nombro.

Aquí estas entre el frío y la hecatombe que disimula con lentejuelas tu asesinato vil y sanguinario/ son culpables/ usted/ usted/ y usted (señalando al público)/ de que el viento irascible y el tiempo pendenciero se apoderaran del corazón de los pueblos/ muertos/ muertos en vida/ que se asfixian en el polietileno/ ridiculizando su existencia con la cotidiana fragancia de sus sentimientos importados y afines/ mascaras trastocadas por el miedo y la indiferencia/ vuelvan a sus madrigueras seguras/ a contar y a relatar tal cual se han dado cuenta/ de un disparo que ciega/ el clamor de los hombres subyugados por las cadenas/ el frescor de los pueblos nuevos que se erigen entre las sombras/ entre sus sombras y nuestras sombras/ para despertar y darnos cuenta/ de que no ha sido un suspiro/ si no la esencia/ fría y metodológica que los acompañara en sus sueños nauseabundos/ por siempre.

FIN ¡QUE BAJE EL TELÓN Y COMIENCE LA REVOLUCIÓN!

TEXTOS LEÍDOS

1. Magazín dominical. El espectador, N.733, 1 de Junio de 1.997.

2. Mires, F. La revolución no es una isla: el proceso de transformación política en Cuba. Ediciones Hombre Nuevo. Universidad de Texas, 1978. 300 p.

3. Rius, Todo Rius. Editor Grijalbo, México. Volumen 4, 2006. 352 p.

4. Guadarrama, P. Humanismo y socialismo en la óptica del pensamiento Marxista en América Latina. Contracorriente, La Habana. Marzo. 1966. N. 3. p.p 90-97.

5. Guevara, E. El diario del Che en Bolivia. La Habana. 324 p.

6. Che: Vigencia poética y musical de un pensamiento. Fonotextos

7. Lowy, M. El pensamiento del Che Guevara. Ediciones Siglo XXI, México. 1971.

8. Pereyra, C. Política y Violencia. Fondo de Cultura Económica, México, 1974.

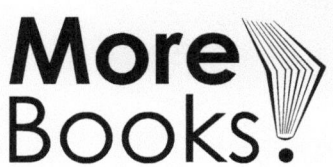
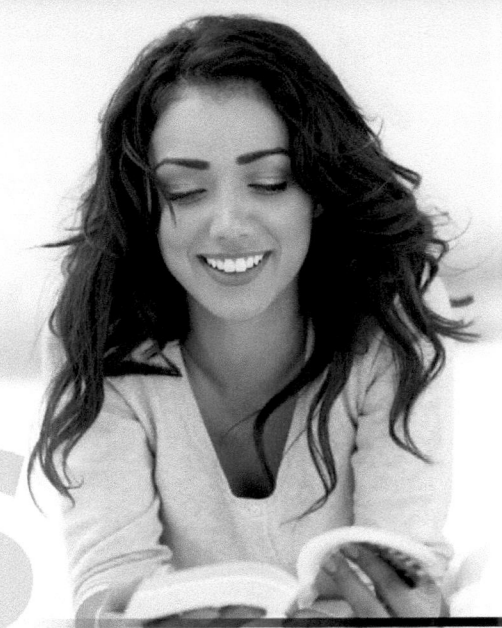

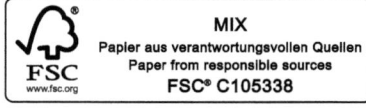
Printed by Books on Demand GmbH, Norderstedt / Germany